Sommario

PREMESSA

Una doverosa premessa (da leggere, ti vediamo se salti direttamente al primo capitolo!)

Non ci sono manuali o libri degni di questo nome che non comincino da una premessa.

In questo caso, non la riteniamo una questione di stile ma di necessità.

Probabilmente, stai per leggere queste pagine perché qualcuno ti ha parlato di questa dieta miracolosa, perché hai una collega magrissima che pasteggia felicemente con cibi succulenti a base di maionese e panna cotta mentre tu in pausa pranzo ti trovi davanti una triste insalata e nemmeno un chilo perso, perché hai sentito dire che sia miracolosa in caso di alcune patologie, o per semplice curiosità.

Bene, per qualsiasi motivo tu stia per leggere questo libro, devi sapere alcune cose.

Innanzitutto, che la dieta chetogenica si basa su uno sbilanciamento dei principi alimentari basilari (detti macronutrienti) che sono i carboidrati, le proteine e i grassi. I macronutrienti sono gli alimenti che consentono la produzione di energia da parte dell'organismo.

Dire che i macronutrienti sono sbilanciati, significa affermare che la dieta chetogenica non è una dieta equilibrata. Questo non significa che sia anche una dieta cattiva, come vedremo nelle prossime pagine. Vuol dire solo che deve essere iniziata su indicazione di un medico o di uno specialista della nutrizione umana e proseguita con uno scrupoloso controllo della salute generale: insomma, se in generale è consigliabile per qualsiasi dieta essere seguiti da un professionista, in questo caso è doveroso. La dieta chetogenica non è per tutti.

Seconda cosa, troverai scritto in queste pagine che questa dieta in alcuni casi può essere adatta ai bambini: non iniziare in nessun caso questa dieta per tuo figlio senza aver per prima cosa consultato il pediatra.

Terza e ultima avvertenza: questo libricino ha un intento divulgativo e non accademico.

Cercheremo di capire meglio cosa è questa dieta e cercheremo di spiegartelo nel modo più semplice possibile. Se vuoi un trattato scientifico sul metabolismo umano, sei nel posto sbagliato.

Se hai capito e condiviso questa premessa allora puoi continuare a leggere per soddisfare tutte le tue curiosità.

COMINCIAMO: MA CHETO... CHE?

Ammettiamolo, a volte usare nomi un po' complicati fa apparire più interessante quello che facciamo. Dire "sto facendo una dieta in cui non mangio pasta" ha sicuramente meno appeal del "sto seguendo la keto diet" (l'inglese ha sempre il suo fascino) o "sto seguendo la dieta chetogenica".

Certo, la dieta chetogenica non è semplicemente una dieta in cui non si mangia la pasta, è anche molto altro.

Ma cosa vuol dire "chetogenico"?

Chetogenico è una parola composta da "cheto", abbreviazione di "chetone" e da "genico", ossia "che dà origine". La dieta chetogenica, quindi, è uno stile alimentare che dà origine alla chetosi.

Non si finisce mai di imparare ed è per questo che ora andremo anche a vedere cosa significa "chetosi".

Se hai un figlio, un nipote o vaghe reminiscenze di quando eri piccolo, ti sarà capitato di percepire l'allarme rosso, in concomitanza soprattutto di febbre alta e digiuno protratto, del famigerato "acetone".

Sì, l'acetone è la prima modalità con cui entriamo nel dolciastro mondo della chetosi.

2.1 Lo stato di chetosi

Con il termine di chetosi, o acidosi, si indica un processo biologico metabolico, quindi strettamente legato all'alimentazione.

Normalmente, e in poche e povere parole, le cellule si nutrono degli zuccheri presenti nel sangue per produrre energia. In particolari condizioni, però, la carenza (o la totale mancanza) di questi zuccheri porta il metabolismo a operare una compensazione: le cellule, affamate, cominciano utilizzare i grassi per la produzione di energia.

Quando le cellule, in assenza di zuccheri, si rivolgono ai grassi per provvedere al loro sostentamento si avvia un particolarissimo processo: la chetosi.

L'organismo, grazie allo stato di chetosi, cerca di ovviare a un grave problema. Se le altre cellule possono nutrirsi di grassi al posto degli zuccheri, le cellule nervose non hanno questa facoltà.

Allora, in reazione alla carenza di zuccheri, l'organismo intraprende la produzione di speciali molecole, dette corpi chetonici. I corpi chetonici sono utilizzabili anche dalle cellule nervose che finalmente possono alimentarsi e produrre l'energia necessaria al proprio funzionamento.

I corpi chetonici sono molecole di natura lipidica (grassa) ma con caratteristiche simili a quelle degli zuccheri e vengono sintetizzate dal fegato.

È doveroso sottolineare come la produzione di corpi chetonici introduca l'organismo in uno stato ad alto livello di tossicità. Per questo si attivano in un surplus di lavoro i reni che, per purificare la situazione e uscire dall'allarme rosso, provvedono allo smaltimento dei chetoni.

Tuttavia, nel tempo si sono osservati anche degli effetti benefici di questa condizione metabolica. Infatti, come vedremo più avanti, la dieta chetogenica deve le sue origini alla correlazione tra il suo utilizzo e la riduzione delle crisi nei bambini affetti da epilessia.

Al di là della scelta consapevole di intraprendere una dieta chetogenica, quando potremmo essere a rischio di andare in chetosi?

Tra le varie condizioni che possono portare al raggiungimento di questo stato, citiamo il diabete, alcune malattie del pancreas o del fegato e l'alcolismo.

Lo stato di chetosi induce, quindi, il metabolismo a un riadattamento. Questa situazione non è priva di effetti collaterali: chi intraprende una dieta chetogenica, infatti, lamenta, almeno nello stadio iniziale, alcuni fastidi più o meno invasivi e per ripristinare la condizione metabolica normale è necessario reintrodurre nell'alimentazione sali minerali e zuccheri.

2.2 Come (e quando) funziona la dieta chetogenica

Come abbiamo stabilito, la dieta chetogenica si basa sul raggiungimento dello stato di chetosi, grazie alla riduzione della percentuale di zuccheri nel regime alimentare, attraverso la quasi totale eliminazione dei carboidrati.

Ma non basta.

Non basta la riduzione dei carboidrati se non si ha, a fronte, un aumento importante delle proteine e, soprattutto, dei grassi.

Sì, hai capito bene. Una dieta che si basa sull'incremento dei grassi. Strano vero?

Eppure è così.

La finalità principale dell'apparentemente sconsiderato sbilanciamento delle proporzioni dei macronutrienti è, infatti,

14

come abbiamo visto prima parlando del processo di chetosi, quella di costringere l'organismo a utilizzare i grassi come fonte di energia.

In generale, la chetosi si raggiunge dopo circa 24/72 ore di regime alimentare basato sull'assunzione di solo 20/50 grammi di carboidrati. Questa quantità può, ovviamente, variare in base alle caratteristiche individuali, così come il tempo necessario per arrivare allo stato di chetosi.

La difficoltà nel seguire la dieta chetogenica risiede proprio in questa specifica ripartizione dei macronutrienti, così esatta da mantenere costantemente inalterato lo stato di chetosi.

Mentre in una normale dieta è concesso ogni tanto qualche sgarro, in questo caso aumentare anche di poco la dose raccomandata di carboidrati spinge l'organismo a interrompere la produzione di corpi chetonici e a utilizzare, come faceva prima, la sua fonte preferita di energia: gli zuccheri.

Basta un poco di zucchero... ed è tutto da rifare.

2.3 Mangiare grassi per bruciare grassi

Proprio così. Il principio base della keto diet è quello di usare i grassi per dimagrire.

L'assestamento metabolico che si raggiunge grazie alla drastica riduzione degli zuccheri e al contemporaneo incremento di proteine e grassi, induce a smaltire l'adipe e i grassi contenuti nei tessuti muscolari, consentendo in pratica all'organismo di creare energia al suo interno, senza ottenerla dagli alimenti.

Proviamo a capire cosa avviene nell'organismo, senza complicare troppo le cose.

Una conseguenza della chetogenesi è quella di incrementare i valori di un ormone, il glucagone, che dà il via a una variazione di altri ormoni che sono coinvolti nel processo metabolico.

L'effetto più importante di questo incremento (e di questo subbuglio) è che i grassi contenuti nel tessuto adiposo vengono utilizzati dagli altri organi per ricavare l'energia di cui hanno bisogno e che prima ricavavano dagli alimenti.

I grassi che compongono gli strati adiposi (quelli che tanto detesti e che vorresti eliminare) sono richiamati dai vari organi e apparati perché ora sono diventati la loro fonte privilegiata di nutrimento: viaggiano, quindi, in maniera massiccia nel sangue. Il cervello, a questo punto, avvertita la liberazione dei grassi nell'organismo e l'assenza di zuccheri, ordina che vengano immediatamente prodotti i corpi chetonici perché le cellule nervose sono le uniche che non possono alimentarsi di grassi.

Un aspetto estremamente interessante di questa dieta è proprio il fatto di far rilevare come il corpo si adatti a situazioni diversissime con una relativa facilità.

È un po' come se decidessimo di mettere benzina in un'auto con motore diesel e questa, automaticamente, gestisse e metabolizzasse il cambiamento di carburante.

Lo spirito di adattamento del corpo umano è veramente straordinario!

UN PO' DI STORIA

Facciamo un salto indietro?

Un salto di circa 100 anni. Chi ha scoperto la dieta chetogenica, come ha fatto e perché oggi è così in auge?

Sì, stiamo per parlare della storia della dieta chetogenica: cerchiamo di ripercorrerla senza annoiarci troppo.

Il racconto inizia intorno agli anni '20 del secolo scorso, quando la dieta chetogenica venne per la prima volta messa a punto per imitare lo stato di digiuno.

Tutto partì da... un medico? Un nutrizionista? No.

Da un appassionato di fitness che gestiva una rivista di salute e nutrizione, Bernard Macfadden.

Macfadden sosteneva i benefici del digiuno e le sue convinzioni furono raccolte da un medico osteopata, Hugh Concklin, che gestiva un sanatorio dove venivano curate, attraverso il digiuno, moltissime persone con diverse patologie tra cui l'epilessia.

Concklin cominciò ad accorgersi di un dato interessante: i pazienti epilettici che praticavano il digiuno avevano una diminuzione, se non una totale sparizione, delle crisi.

Un bel giorno, al dottor Concklin si rivolse anche un avvocato di New York, Charles Howland, che cercava una cura per suo figlio, malato di un'epilessia apparentemente incurabile. Sottoposto alla terapia del digiuno il bambino ebbe uno straordinario miglioramento.

Il padre voleva capire: cosa c'entrava il digiuno con l'epilessia del figlio?

Allora cominciò a finanziare la Hopkins University perché studiasse questa strana relazione, dando il via a una reazione a catena nella comunità scientifica, sempre più interessata a questo fenomeno, con vari laboratori che cominciarono a studiarlo.

C'era però un problema: il digiuno non era certo una terapia facilmente praticabile.

Per questo, il dottor Wilder della Mayo Clinic di Rocherster cominciò a pensare che il digiuno poteva essere simulato rimpiazzando gli zuccheri con i grassi. Fu proprio il dottor Wilder a inventare la definizione di dieta chetogenica e proprio alla Mayo Clinic venne perfezionato il protocollo usato ancora ai giorni nostri.

Siamo ancora nella prima metà del 1900 e in prestigiose cliniche si rilevava una considerevole riduzione delle crisi, si osservava un impatto positivo di questo regime alimentare anche nel comportamento generale e nei livelli di attenzione.

La dieta chetogenica, inoltre non aveva gli effetti collaterali di molti farmaci che all'epoca erano usati per il trattamento dell'epilessia.

Senonché, se il digiuno era difficilmente praticabile, anche la dieta chetogenica non era così facile da seguire.

Per cui, quando arrivò una pillola, la fenitoina, che si dimostrò molto efficace nella cura dei pazienti epilettici, la dieta fu ben presto superata e dimenticata.

Le industrie farmaceutiche investirono nella ricerca di nuove molecole e nuovi farmaci e nessuno parlò più della miracolosa dieta.

Ma come è arrivata fino ad oggi, allora?

Bisogna sottolineare che, se i molti non parlavano più della dieta, alla clinica Hopkins ancora veniva mantenuto, senza grossa pubblicità, un programma di dieta chetogenica per una manciata di pazienti all'anno.

La tv fece la differenza.

Nel 1994 negli USA venne mandata in onda la storia di un bambino, Charlie Abrahams, figlio di un famoso regista, affetto da una gravissima epilessia e che era stato trattato con la dieta chetogenica nella clinica Hopkins.

Se questa storia ti ricorda qualcosa, probabilmente è perché hai visto il film diretto dal padre di Charlie, Jim Abrahams, "Un passo verso il domani", con protagonista una meravigliosa Meryl Streep.

Da lì la storia è stata in discesa.

Grazie alla ribalta mediatica, e grazie anche ai social network, si è data più voce a coloro che hanno beneficiato della dieta e che ne sono stati i più credibili divulgatori.

Parallelamente, sono ripresi gli studi scientifici sulla dieta chetogenica anche per capirne al meglio le possibili applicazioni in caso di gravi patologie neurologiche.

DALLA TEORIA ALLA PRATICA

Assodato che il punto di partenza della dieta chetogenica è lo stato di chetosi, e che questo è imprescindibile perché si possano attivare i processi metabolici funzionali alla riduzione degli strati adiposi, è finalmente arrivato il momento di definire in cosa consista nella pratica il mantenimento di questo particolarissimo regime alimentare.

Hai letto la premessa a questo libro, vero?

Come seguire la dieta e quali siano i giusti valori per le il tuo personale metabolismo, lo potrà indicare solo uno specialista dopo una serie di accertamenti clinici (di questi parleremo più avanti, rimani sintonizzato).

Qui possiamo solo dare delle indicazioni di massima, ma perché venga stabilito e mantenuto lo stato di chetosi, calibrare i macronutrienti deve essere un'operazione perfetta, quasi chirurgica.

3.1 Prepararsi alla dieta chetogenica

Il medico o il nutrizionista potrebbero richiedere (ma è buona norma che lo facciano) che si effettuino degli esami e degli accertamenti prima di intraprendere la dieta chetogenica.

In generale, è consigliabile eseguire un esame completo del sangue e delle urine per escludere eventuali carenze o patologie.

Il controllo dei valori del sangue e delle urine dovrebbe poi essere riproposto periodicamente per verificare che la dieta non stia sottoponendo l'organismo a un lavoro troppo stressante, soprattutto a carico di reni e fegato e dell'apparato cardiovascolare.

3.2 Messa a punto della dieta chetogenica

La dieta chetogenica prevede, come vedremo tra poco, due fasi iniziali distinte. La prima, in cui il metabolismo risponde alla riduzione degli zuccheri immessi in circolo con la produzione di chetoni e che comporta la necessità di adattamento, spesso accompagnata, come abbiamo visto da sintomi ben precisi. C'è poi una seconda fase che comporta una degradazione del livello proteico e che dura all'incirca tre settimane.

Da non sottovalutare, nel primo periodo, è l'aspetto psicologico del paziente.

Lo stress metabolico a cui è sottoposto l'organismo, infatti, va di pari passo, molto spesso, quello psicologico. A volte si entra nel circolo vizioso di una vera e propria psicosi per cui ogni cibo è potenzialmente nemico della dieta e potrebbe far uscire dallo stato di chetosi. A volte anche prendere un medicinale per combattere il mal di testa o l'influenza scatena mille ansie e dubbi.

La fiducia e la facilità di comunicare con il proprio specialista di riferimento ha in questi casi un ruolo fondamentale.

3.3 Le fasi della dieta

3.3.1 Prima fase: il reset metabolico

La prima fase della dieta chetogenica corrisponde al cosiddetto "reset", in cui l'organismo viene effettivamente "resettato" dallo stato di chetosi.

Per entrare nello stato di chetosi è inizialmente sufficiente limitare l'assunzione di carboidrati, per un massimo di 50 grammi al giorno.

Ogni individuo ha i suoi tempi di adattamento, per cui non è possibile stabilire un tempo esatto entro il quale l'organismo comincia a produrre corpi chetonici. In linea di massima, occorrono dalle 48 alle 72 ore perché questo avvenga.

Alcune persone impiegano molto più tempo: anche una settimana.

Perché avvenga il completamento dello stato di chetosi, ovvero perché l'encefalo si abitui a utilizzare i corpi chetonici per ricavare l'energia necessaria, ci vogliono cira 20 gioni.

Dopo questo periodo cala in maniera sempre maggiore la richiesta di glucosio da parte dell'organismo.

La domanda, a questo punto, è del tutto lecita. Come si capisce di aver raggiunto lo stato di chetosi?

Ci sono, innanzitutto, dei segnali tipici.

Inizialmente, intanto che l'organismo affronta questa transizione, si possono avvertire alcuni sintomi che potremmo chiamare tranquillamente malesseri. Infatti, proprio per la specificità della sintomatologia, questa viene chiamata spesso keto- influenza o influenza chetogenica.

Non è difficile capire quali siano questi sintomi: affaticamento, senso di spossatezza, mal di testa, una leggera nausea, leggere vertigini, aumento della sete e, come potrebbe mancare, alitosi.

Tuttavia, anche se questo stato di malessere è molto indicativo del raggiungimento dello stato di chetosi, non tutti lo avvertono nello stesso modo. Alcuni presentano tutti i sintomi, alcuni addirittura nessuno.

La maniera più sicura e affidabile per stabilire se si è raggiunto lo stato di chetosi è però l'analisi dei corpi chetonici presenti nell'organismo.

Per effettuare questa misurazione esistono diverse metodologie.

Una, la più facile e immediata, e anche la più economica, è sicuramente quella di acquistare in farmacia le strisce reattive per le urine. Queste strisce reagiscono ai corpi chetonici presenti nell'urina assumendo varie gradazioni di colore a seconda del livello di chetosi.

Altri metodi di misurazione più accurati ma meno semplici, sono la misurazione dei livelli di acetone nell'alito. No, non basta però lo scrupoloso esame olfattivo di tuo marito (o moglie) e di tua madre: è necessario uno strumento apposito, un misuratore di chetoni.

Anche se più accurato, questo apparecchio è sicuramente molto più costoso delle strisce reattive. È comunque di facile reperibilità: si può trovare anche on-line.

Infine, un terzo metodo è quello dell'analisi della concentrazione dei corpi chetonici del sangue. Ma non ti preoccupare, non dovrai ricorrere al tuo laboratorio di analisi i fiducia. Sono presenti sul mercato, infatti, dei misuratori di chetoni presenti nel sangue molto precisi e a un costo del tutto contenuto. Basta pungere un dito per far uscire una goccia di sangue e poi analizzarla seguendo le istruzioni.

3.3.2 Seconda fase: l'adattamento

Una volta raggiunto lo stato di chetosi seguirà una fase che durerà all'incirca fino al 21° giorno di dieta. In questa fase il corpo si adatta al nuovo processo metabolico, i vari organi si abituano al forte stress iniziale e via via scompaiono i malesseri presenti nella fase iniziale.

3.3.3 Terza fase: il mantenimento

Una volta assicurato lo stato di chetosi arriva la parte più dura: mantenerlo.

Sì, perché questa condizione dovrà essere mantenuta per tutta la durata della dieta.

Come già sottolineato più volte, al di fuori dello stato di chetosi, l'organismo non mette in atto quei processi metabolici fondamentali per bruciare i grassi al posto degli zuccheri.

La regola più importante del mantenimento di questo regime alimentare è quella, l'avrete immaginato, non mangiare alimenti che contengono carboidrati solo nella percentuale che assicura il mantenimento della chetosi.

Esistono molti protocolli di dieta chetogenica, ogni specialista applica al paziente quello che ritiene più adatto al caso specifico.

I più diffusi, appartenenti alla cosiddetta dieta chetogenica classica, sono tre.

Il primo si basa su una ripartizione dei macronutrienti che vuole solo un 3% di carboidrati, a fronte di un 7% di proteine e di un 90% di grassi. Viene anche chiamata dieta chetogenica classica con rapporto di 4:1.

Il secondo comporta un innalzamento della percentuale di carboidrati (6%) a sfavore della percentuale di grassi (87%). La quantità di proteine rimane inalterata. Questa ripartizione prende il nome di dieta chetogenica classica con ripartizione 3:1.

Il terzo protocollo, è quello definito dieta chetogenica classica con olio a base di trigliceridi a catena media MCT. Quest'ultimo prevede la seguente ripartizione: 20% di carboidrati, 10% di proteine e 70% di grassi. Quest'ultimo protocollo è quello su cui esistono maggiori studi ed esperienze cliniche ed è anche quello meno restrittivo.

Bisogna a questo punto fermarsi e stabilire un punto importante. Il fatto che esistano molti protocolli di dieta chetogenica non vuol dire che ognuno si può fare un protocollo a modo suo. Esistono moltissime diete iperproteiche e la dieta chetogenica non è una di queste. Infatti, non si basa, come potete facilmente osservare, su un innalzamento smisurato dei livelli di proteine bensì su un aumento del numero di grassi a discapito dei carboidrati. Illudersi di poter seguire una dieta chetogenica fai da te con un calcolo approssimativo dei macronutrienti è garanzia assoluta del fallimento della dieta. In poche parole avrete fatto molta fatica inutilmente.

Il calcolo dei macronutrienti su base percentuale, sebbene basato su precisi e articolati calcoli, è un gioco da ragazzi per chi è del mestiere, ma risulta abbastanza complicato per chi ha solo un vago ricordo delle tabelline della scuola elementare.

Inoltre, gli apporti necessari dei vari macronutrienti vanno calcolati in base alla spesa energetica personale, considerando lo stile di vita, lo svolgimento di attività fisica, lo stile di alimentazione fino a quel momento, e non solo. Anche il clima in cui il paziente vive determina una diversa distribuzione delle sostanze nutritive.

3.4 Alcuni consigli utili

Nel momento in cui si intraprende una dieta chetogenica, è buona norma acquistare una bilancia pesa alimenti di precisione (che pesi quindi anche 1 grammo) e seguire scrupolosamente le indicazioni ricevute dallo specialista.

Generalmente il regime dietetico si compone di tre pasti (colazione, pranzo e cena) equivalenti: in ognuno, cioè, si mantiene lo stesso rapporto chetogenico e si calcola la stessa quantità di energia e macronutrienti.

Un fattore molto importante per la buona riuscita della dieta è la spesa: è fondamentale, infatti, sapere con esattezza quali alimenti acquistare, scegliendo con accuratezza tra le diverse marche e leggendo con attenzione le etichette.

Le etichette degli alimenti sono le migliori amiche di chi intraprende la dieta chetogenica. Imparando a leggere correttamente l'apporto di macronutrienti di un singolo alimento, sarà infatti più facile operare delle sostituzioni equivalenti, in modo da rendere più varia possibile la rosa dei cibi.

Ogni alimento contiene principi nutritivi differenti e un'alimentazione varia, soprattutto quando si segue una dieta così restrittiva, è la scelta più salutare.

Bisogna tenere conto, però, che l'autonomia nel modificare la linea dietetica è molto scarsa: nel caso in cui non si abbia molta fame, è comunque possibile eliminare una piccola porzione di ogni macronutriente, senza alterare l'equilibrio dato dal corretto rapporto.

COSA SI MANGIA: VIAGGIO NEI SAPORI DELLA DIETA CHETOGENICA

Quali alimenti sono da scegliere e quali sono assolutamente da evitare?

Per gli amanti della pasta, cattive notizie.

Gli alimenti sconsigliati nella dieta chetogenica sono, infatti, i cereali di qualsiasi tipo, patate e derivati, legumi, frutta, dolci in genere, bibite (e sì, sono vietati anche vino e birra).

In particolare, gli alimenti non consentiti sono, tra i cereali: frumento, mais, orzo, avena, farro, riso, segale, semola e derivati. Qualche esempio di derivati? Pasta, pane, pizzette, crackers, grissini... se hai già l'acquolina in bocca al solo leggere questi alimenti, forse questa dieta non fa per te.

Legumi: lenticchie, fagioli, piselli, ceci, fave.

Tuberi: patate, rape, barbabietole e derivati.

Zuccheri: di qualsiasi tipo. Qualsiasi alimento che contenga zuccheri semplici è bandito. Controlla le etichette dei cibi che acquisti: gli zuccheri si nascondono veramente dappertutto.

Frutta: sia quella fresca che quella essiccata.

A fronte dell'eliminazione di questi cibi, ne è consentito l'uso di altri, alcuni dei quali non sono tipicamente contemplati nei regimi dietetici, soprattutto se dimagranti, cioè: carne, pesce, uova, formaggi, grassi e olii da condimento.

Vediamo nel dettaglio quali di questi cibi sono da preferire.

Carni, pesce ed uova: vanno bene tutte le tipologie, pollo, manzo, vitello, a bistecche, a fettine, e sì, anche le salsicce o la pancetta.

Latte e latticini: latte e yogurt ammessi, meglio se senza lattosio. Anche i latticini sono tutti consentiti: da preferire quelli stagionati, come il parmigiano, e con un ridotto contenuto di lattosio. Non avete un'intolleranza al lattosio? Meglio così: ma è preferibile, comunque, scegliere alimenti delattosati semplicemente perché il lattosio è... uno zucchero.

Frutta secca e semi: noci, mandorle, nocciole, semi di zucca, semi di lino.

Oli o grassi animali: da preferire l'olio extravergine di oliva, ma anche olio di cocco, olio di lino, olio di canapa, burro normale o chiarificato, burro di cocco, maionese.

Dolcificanti: da preferire stevia o eritritolo, oppure xilitolo.

Bevande permesse senza limiti: caffè, camomilla, tè, latte di mandorla, Coca Cola Zero.

Un argomento a parte è quello che riguarda gli ortaggi e le verdure: alimenti indispensabili in una dieta sana, sono però portatori sani di carboidrati, macronutrienti "nemici" della dieta chetogenica.

A parità di peso, contengono però meno zuccheri di cereali e legumi. Per questo motivo è da privilegiarne l'uso, nelle giuste quantità, rispetto ad altri alimenti. Se sono concessi 30 grammi di carboidrati al giorno, è certamente più saziante e sicuramente sano consumare una porzione di verdura o ortaggi che un grissino.

Le verdure, inoltre, oltre ad essere ricche di sali minerali e vitamine, contengono acqua e fibre che bilanciano in qualche modo uno dei possibili effetti collaterali di questa dieta: la stipsi.

Ecco, dunque, quali sono le verdure permesse: cavolfiore, spinaci, zucchine, asparagi, broccoli, cetrioli, cavoletti di Bruxelles, cicoria, finocchi, funghi, radicchio, indivia, rucola lattuga, lattughino prezzemolo, sedano, ravanelli, scalogno, verza.

Gli ortaggi concessi sono, invece: con moderazione piselli, pomodori, fagiolini, melanzane, peperoni, zucca e carote.

Le spezie come pepe, peperoncino, aglio o cipolla sono concesse con moderazione.

4.1 Un paragrafo a parte: Le fibre

Nel calcolo dell'apporto di nutrienti nella dieta chetogenica, le fibre rivestono un capitolo a parte.

Le fibre, infatti, nonostante siano contenute nella maggior parte degli alimenti contenenti carboidrati, non vengono digerite con la stessa modalità dei carboidrati stessi, consentendo, quindi, la prosecuzione dello stato di chetosi.

Nella scelta dei carboidrati da assumere durante la dieta chetogenica, sono sicuramente da privilegiare quelli che contengano più fibre: queste sono un importante aiuto nel rallentare l'assimilazione dei carboidrati complessi coadiuvando lo stato di chetosi nel diminuite il senso di fame.

L'assunzione di una giusta quantità di fibra assicura, come già sai, la prevenzione della stipsi.

Ma se gli alimenti che contengono carboidrati contengono altre fibre, come regolarsi nel'assunzione giornaliera di zuccheri?

Innanzitutto, leggendo attentamente le etichette e/o le tabelle nutrizionali degli alimenti.

Troppo studio? In alternativa, esiste una variante della dieta chetogenica che è detta "pigra", la lazy keto.

Questo particolare protocollo di dieta chetogenica prevede che non vengano

assunti più di 20 grammi di carboidrati al giorno.

SVANTAGGI ED EFFETTI COLLATERALI DELLA DIETA CHETOGENICA

Nonostante i vantaggi che può comportare, una dieta così impattante, che si basa su un processo di riassestamento metabolico e un forte stress per l'organismo, non può non avere i suoi risvolti negativi.

Per questo sottolineiamo ancora una volta (e non sarà l'ultima) come questa dieta vada iniziata e proseguita sotto controllo medico, al fine di limitare al minimo ogni possibile effetto collaterale.

È proprio il fai da te, infatti, che induce la maggior casistica di effetti negativi che, a volte, superano i benefici.

Inoltre, è una dieta questa che non andrebbe seguita, salvo diverse indicazioni mediche, per un lungo periodo: da preferirsi, infatti, la ripetizione ciclica, alternandola a periodi di alimentazione controllata ma normale.

La dieta è, in genere, ben tollerata dalla maggioranza degli individui; è buona cosa segnalare al medico ogni effetto collaterale che compaia dopo l'inizio della dieta.

Il periodo di tolleranza senza incorrere negli effetti più spiacevoli è di circa 4 o 6 settimane.

Riguardo agli svantaggi, abbiamo già parlato del malessere che accompagna la fase iniziale della dieta e della keto flu.

Altri malesseri che potrebbero essere riscontrati nell'immediato sono:

- diarrea

- inappetenza

- sonnolenza

- disidratazione

- ipoglicemia

Bisogna però anche accennare a quelli che potrebbero essere gli effetti collaterali nel lungo periodo, effetti abbastanza comuni: carenze vitaminiche, squilibri ormonali, affaticamento, inappetenza, spossatezza, e stipsi.

Approfondiamo da vicino ognuno di questi effetti.

5.1 Carenze vitaminiche

Ogni volta che si affronta una dieta, quello che deve fare un bravo specialista è strutturare il piano alimentare in modo da assicurare all'organismo tutti i nutrienti di cui ha bisogno.

Qui si capisce la particolare importanza che ha il nutrizionista o il dietologo nel somministrare la dieta chetogenica che, più di altre, teme il fai da te: aumentare drasticamente i grassi ingeriti a discapito dei carboidrati, infatti, comporta anche una naturale riduzione dell'assunzionde di frutta e verdura, naturali apportatrici di vitamine e sali minerali indispensabili all'organismo per mantenersi in salute.

Nella dieta chetogenica, inoltre, i chetoni sono anche responsabili di attivare un maggiore effetto diuretico: questo contribuisce ad aumentare la possibilità che si verifichino carenze di nutrienti.

Soprattutto nel primo periodo di dieta, l'organismo potrebbe avere difficoltà di adattamento al nuovo tipo di alimentazione e rilasciare maggiori quantità di urina.

Questo è d'altronde un effetto comune a molte diete dimagranti: i primi chili persi sono quasi sempre i liquidi in eccesso.

Il nutrizionista, quindi, potrebbe consigliare l'assunzione di integratori di vitamine e sali minerali, in particolare di magnesio e di potassio.

Una particolare attenzione va prestata alla possibile carenza di vitamina D che potrebbe provocare una riduzione dell'assorbimento del calcio.

5.2 Effetti ormonali

La variazione delle abitudini alimentari determinata dalla dieta chetogenica potrebbe anche indurre degli squilibri ormonali, soprattutto a carico della tiroide.

La dieta chetogenica potrebbe, inoltre, alterare i livelli di cortisolo, ormone che è responsabile dell'accumulo del grasso viscerale. A questo squilibrio è collegata la possibilità che una dieta chetogenica protratta per troppo tempo provochi anche problemi cardiovascolari.

Per questo, durante la prosecuzione della dieta, è consigliabile sottoporsi ad analisi cliniche in grado di verificare che l'equilibrio ormonale sia rispettato.

5.3 Altri effetti

La dieta chetogenica può poi portare anche altri effetti collaterali, tanto più frequenti tanto più viene protratta la dieta.

Uno di questi effetti è, ad esempio, la perdita dell'appetito.

Bene, dirai. Chi non sogna di poter dimagrire e anche senza fatica grazie a un ridotto senso di fame? Certamente finché si continua la dieta questa inappetenza può essere un'utile alleata. Tuttavia, questo effetto non è permanente ed è strettamente collegato alla prosecuzione della dieta. Una volta che la dieta chetogenica viene interrotta, allora il senso di sazietà scompare ed è più difficile mantenere i risultati dei precedenti sacrifici, soprattutto se lo scopo della dieta chetogenica era il dimagrimento.

Se altre conseguenze indesiderate della dieta sono affaticamento, sonnolenza e spossatezza, si può affermare che molti studi abbiano determinato che appartengono solo al momento iniziale della dieta e che sono destinati a scomparire nel giro di due o tre settimane.

Gli stessi studi hanno rilevato come, invece, nelle settimane successive si registri un aumento dell'energia e del livello di attenzione.

Come già detto in precedenza, un altro effetto collaterale di questo regime alimentare è la stipsi. Per questo è necessario gestire l'introito di carboidrati in modo da assicurare sempre una giusta quantità di fibre.

5.4 Effetti nascosti

Ci sono delle conseguenze della dieta che sono immediatamente visibili e percepibili. Altre invece rimangono nascoste e solo delle analisi del sangue possono rilevarle.

Si possono verificare, ad esempio, un aumento dell'acido urico nel sangue (iperuricemia), una diminuzione del livello di calcio nel sangue (ipocalcemia), una diminuzione della quantità di proteine nel sangue (ipoproteinemia).

Un altro effetto collaterale non immediatamente visibile è la calculosi renale.

Nel caso in cui la dieta chetogenica venga, invece, somministrata a bambini, si potrebbero avere dei ritardi nella crescita.

Abbiamo detto, comunque, che la maggior parte degli individui che si sottopongono alla dieta chetogenica non sviluppano particolari effetti collaterali.

Ci sono persone però che, a loro rischio e pericolo e senza alcun controllo medico, protraggono la dieta per periodi molto lunghi, facendone un vero e proprio stile alimentare.

Queste persone vantano effetti miracolosi della dieta, spesso riguardo al dimagrimento, in alcuni casi la scomparsa di molti fastidi o patologie. Possiamo credere a questi risvolti benefici. Non possiamo però stabilire che impatto abbia sull'organismo una protrazione a lungo o lunghissimo termine della dieta.

CHI PUÒ SEGUIRE LA DIETA CHETOGENICA

Ormai da molti capitoli, ti starai chiedendo se, dopo tutte queste precisazioni, la dieta faccia al caso tuo.

Sono molte le persone che si approcciano alla keto-diet perché hanno letto dei suoi effetti miracolosi in termini di dimagrimento.

Sicuramente il dimagrimento è uno degli effetti benefici della dieta. Ma lo è anche di tante altre diete meno complicate e restrittive.

Certamente vedere nel proprio piano alimentare alimenti come salsiccia, maionese, burro o pancetta induce una forte simpatia verso la dieta chetogenica a discapito di altre diete che propongono verdure scondite e gallette di riso.

Abbiamo visto però, già dalla sua storia, come la dieta chetogenica sia nata a scopo terapeutico e non come dieta dimagrante.

Esistono molte diete con effetto dimagrante che sono valide e più equilibrate da un punto di vista nutrizionale delle dieta chetogenica, ci sono diete iperproteiche che sono funzionali a chi pratica intensamente un'attività fisica e che non inducono assestamenti metabolici stressanti per il l'organismo.

Altro fattore non secondario da rilevare è la praticabilità stessa della dieta, soprattutto per chi consuma i propri pasti fuori casa o per chi deve parallelamente gestire i piani alimentari dei restanti membri della famiglia.

Insomma, l'abbiamo detto più o meno velatamente già molte volte: questa dieta non è per tutti.

È importante che tu ti chieda perché vuoi intraprendere questa dieta e, una volta considerati i pro e i contro, che tu ti dia una risposta.

In ogni caso, questa dieta è assolutamente da sconsigliare a chi abbia già accertate patologie a carico dei reni o del fegato: l'aumentato apporto di grassi e proteine, infatti, sottopongono questi organi a un surplus di lavoro.

Anche chi ha problemi cardiovascolari è sconsigliato dall'iniziare questa dieta.

Ci sono categorie di persone per le quali, però, questa dieta potrebbe essere un toccasana. Autorevoli studi hanno dimostrato, infatti, che l'applicazione della dieta chetogenica produce benefici in alcuni casi specifici, quali:

- obesità grave
- sclerosi laterale amiotrofica
- morbo di Alzheimer
- diabete di tipo 2
- morbo di Parkinson
- alcuni tumori
- alcune malattie del fegato
- dolore e infiammazioni.

Abbiamo, inoltre, già visto come la dieta si dimostri da sempre efficace nel caso di pazienti affetti da epilessia.

70

6.1 Non solo svantaggi

Quindi, nonostante gli innumerevoli motivi per cui questa dieta può essere sconsigliabile, esistono indubbi vantaggi scientificamente provati.

Il rilascio di chetoni fa sì che anche le cellule neuronali possano trovare il loro nutrimento nelle sostanze lipidiche invece che negli zuccheri: questo processo è alla base dei motivi per cui la keto-diet viene utilizzata in malattie di tipo neurologico come l'epilessia (fondamentale nel caso di epilessia resistente ai farmaci) o il morbo di Alzheimer.

Pregevoli studi scientifici considerano la dieta chetogenica un trattamento alternativo a quello farmacologico, efficace anche nei pazienti con malattie in cui esiste un'alterazione della metabolizzazione dei carboidrati: in questi casi il cervello non dispone di una valida fonte energetica e l'utilizzazione della dieta chetogenica permette di sfruttare i lipidi al posto degli zuccheri per la produzione di energia.

Ma i benefici non si limitano all'ambito neurologico.

Innanzitutto, questa dieta è stata utilizzata negli anni, grazie al suo forte potere dimagrante, per combattere l'obesità.

Come è stato già rilevato, infatti, uno dei cosiddetti effetti collaterali è quello di indurre uno stato di inappetenza, effetto questo funzionale al dimagrimento soprattutto nei casi di obesità grave.

LA CHETOGENICA COME DIETA DIMAGRANTE

Grazie alla sua capacità di indurre un senso di inappetenza e di riduzione dell'appetito e al fatto di innescare un meccanismo per cui il corpo comincia a bruciare più efficacemente i grassi, la dieta chetogenica si rivela un ottimo regime alimentare per la riduzione del peso.

Soprattutto nell'obesità grave e nei casi in cui è richiesto un veloce dimagrimento, come ad esempio la necessità di sottoporsi a un'operazione, la dieta chetogenica è particolarmente indicata ed è consigliata da nutrizionisti e dietologi.

Al fine della buona riuscita della dieta in questo senso, una fase fondamentale è la sua conclusione.

La fase di transizione dalla dieta chetogenica al proprio normale regime alimentare, infatti, è un momento delicatissimo in cui si rischia di mettere a rischio tutti i benefici fino a quel momento ottenuti, entrando nella dinamica del tira e molla che caratterizza molte diete, soprattutto quelle più restrittive.

Possiamo, quindi, parlare dell'esistenza a tutti gli effetti di una quarta fase: la transizione.

Finita la dieta, ricominciare a mangiare pizzette e grissini no, non è una buona idea.

Esiste uno specifico protocollo anche per la fase di transizione, che deve essere accompagnato anche da una giusta predisposizione psicologica.

Per evitare di riprendere i chili persi, infatti, bisognerà comunque mantenere un corretto regime alimentare, evitando gli eccessi.

Se poi, nella fase di dieta chetogenica, non è indispensabile associare attività fisica alla dieta per ottenere il dimagrimento, nella fase di transizione sarà bene introdurre anche dello sport o cominciare uno stile di vita che preveda un maggiore movimento.

Il regime di transizione dovrebbe durare lo stesso periodo in cui si è seguita la dieta.

Ma quando porre fine alla dieta?

Posto che saranno il nutrizionista o il dietologo a suggerire il momento più giusto in cui la dieta può essere interrotta, sia che si tratti di una dieta a scopi terapeutici che una dieta a scopi dimagranti, secondo le più recenti linee guida la dieta andrebbe seguita per un minimo di 4-6 settimane a un massimo di tre mesi ed essere ripetuta ciclicamente, secondo le necessità.

Nel momento in cui si decide di sospendere la dieta, la cosa migliore è che l'interruzione sia fatta con gradualità, mantenendo sempre il rapporto chetogenico, quindi, ad esempio, passando da un rapporto 4:1 a 3:1, poi a 2:1 fino ad arrivare alla proprio abituale regime alimentare.

7.1 Dieta chetogenica e iperproteica a confronto

Secondo le linee guida della Società Italiana di Nutrizione Umana (SINU), un'alimentazione bilanciata dovrebbe basarsi sull'assunzione di proteine per una percentuale compresa in un range del 12-15%. I carboidrati non dovrebbero scendere sotto la soglia del 45% dell'apporto calorico giornaliero e non superare il 60%. I grassi, invece, dovrebbero rimanere tra il 25% e il 35%.

Normalmente il principale compito delle proteine è quello di fornire aminoacidi per la costruzione e il rinnovamento dei tessuti, ma solo in maniera trascurabile per la produzione di energia. In particolari condizione, un digiuno prolungato,

78

un'attività fisica impegnativa o una dieta scarsa di carboidrati, l'organismo è costretto a un riadattamento per cui anche le proteine intervengono nella produzione di energia.

Questo principio viene sfruttato dalle diete iperproteiche.

La dieta iperproteica, infatti, è caratterizzata da un introito di proteine molto elevato e che supera le linee guida della SINU, a cui corrisponde un notevole abbassamento del livello di carboidrati.

Perché la dieta iperproteica abbia effetti dimagranti deve necessariamente essere ipocalorica, ovvero le calorie bruciate dall'organismo devono essere superiori a quelle assunte con l'alimentazione.

Un aumento del livello di proteine può favorire l'aumento della massa muscolare, con conseguente riduzione di grasso corporeo, ed è per questo che molti sportivi seguono questo tipo di regime alimentare, anche avvalendosi di integratori.

LA DIETA CHETOGENICA TRA MITI E REALTÀ

Della dieta chetogenica si sente dire di tutto e il contrario.

Oltre che sul fatto che non esiste una "sola" dieta chetogenica ma, come già evidenziato, che esistono diversi protocolli con una differenza nella suddivisione dei macronutrienti, sussiste anche tanta confusione rispetto a quando si sta seguendo una dieta chetogenica e quando no.

Il fai da te purtroppo amplia questa zona di incertezza, in cui si accavallano teorie ed effetti che di fatto non sono realistici: molte persone sono convinte di seguire una dieta chetogenica solo perché eliminano i carboidrati e innalzano il livello delle proteine, continuando a guardare ai grassi come acerrimi nemici. Abbiamo già visto quanto sia fuorviante questo approccio.

Rispetto a una dieta chetogenica correttamente preparata e correttamente eseguita, esistono delle arre grigie in cui alcuni affermano una teoria e, subito dopo, altrettanti la smontano.

Vediamo se riusciamo a fare un po' di chiarezza.

8.1 Benefici sull'apparato cardiovascolare

La questione non è facile da affrontare. La dieta chetogenica è sconsigliata per chi presenta problemi cardiovascolari.

Tuttavia, le funzioni cardiovascolari, in alcuni casi, possono trarre beneficio da questo regime alimentare, si pensi alle persone affette da obesità grave.

Innanzitutto, questo si spiega grazie alla correlazione esistente tra la perdita di peso e un buon funzionamento dell'apparato cardiovascolare

Alcuni studi mettono in relazione, tra l'altro, il maggior consumo di carboidrati con la maggiore incidenza di infarti del miocardio: il rischio di incorrere in questo tipo di infarti, a quanto pare, si ridurrebbe del 33% se i carboidrati vengono sostituiti da grassi saturi.

8.2 Diabete e dieta chetogenica

Non tutti i tipi di diabete possono andare d'accordo con la dieta chetogenica.

Questo regime alimentare è consigliabile, infatti, sempre dietro prescrizione medica e con la consulenza di uno specialista in nutrizione, solo per i portatori di diabete di tipo 2 in quanto la dieta chetogenica agisce positivamente sulla sensibilità insulinica.

La dieta chetogenica consente, infatti, la riduzione della produzione di glucosio con conseguente miglioramento della glicemia.

8.3 I reni e i possibili danni

Sebbene la dieta chetogenica non sia affatto una dieta iperproteica, spesso vengono sollevate perplessità riguardo la possibilità che il maggior lavoro dato ai reni possa danneggiarli.

Per questo motivo, le persone con funzionalità renali ridotte vengono sconsigliate dall'intraprendere una dieta di questo tipo.

Nonostante i sostenitori della dieta chetogenica sostengano che in normali condizioni i reni si adattino al nuovo surplus di lavoro senza che si riscontri alcun danno, tuttavia ci sono particolari situazioni in cui è sconsigliato sottoporre i reni a questo stress. Uno di questi casi è, ad esempio, quello delle persone che soffrono di calcoli renali: la dieta chetogenica aumenterebbe infatti il rischio di peggioramenti e ricadute.

8.4 Gravidanza e allattamento

In gravidanza e allattamento la dieta chetogenica è assolutamente da evitare, potrebbe essere molto pericolosa e mettere a rischio la salute della donna e del feto.

In gravidanza l'aumento di peso, nella corretta misura, è da accettare come un fisiologico stato di benessere per la mamma e per il bambino.

La donna deve assicurare per sé e per la vita che porta in grembo il giusto apporto di macronutrienti che devono, inoltre, provenire prevalentemente da cibi freschi leggeri e nutrienti.

Per gli stessi motivi la dieta chetogenica è perentoriamente sconsigliata nel periodo dll'allattamento.

8.5 Un pericolo molto serio: la chetoacidosi

La chetoacidosi è una complicanza metabolica grave del diabete, a volte mortale, che si manifesta quando, a causa dell'accumulo dei corpi chetonici, il ph del sangue comincia a scendere al di sotto dei valori minimi, in conseguenza di una errata o mancata terapia insulinica.

In pratica, l'organismo non riesce a utilizzare lo zucchero come riserva di energia perché non trova o non trova abbastanza ormone insulina in circolo.

La chetoacidosi diabetica si manifesta principalmente nel diabete mellito di tipo 1, di cui rappresenta spesso la fase d'esordio, e più raramente nel diabete di tipo 2.

La connessione tra corpi chetonici e aumento dell'acidità del sangue, ha portato a indicare la dieta chetogenica come principale responsabile della chetogenesi.

In realtà, la dieta chetogenica non ha correlazione con la chetoacidosi questo perché la chetosi scatenata dalla dieta chetogenica il ph sanguigno non si abbasserebbe come invece nella chetoacidosi diabetica.

In soggetti sani, dunque, il pericolo di chetoacidosi non sussiste.

In ogni caso, lo specialista valuterà caso per caso la possibilità che la dieta possa scatenare spiacevoli effetti collaterali.

DUE CASI PARTICOLARI

Ci sono due casi in cui la dieta chetogenica deve essere applicata a particolari e imprescindibili condizioni e con particolare attenzione a seguire le specifiche indicazioni dello specialista.

9.1 Bambini e dieta chetogenica

La dieta chetogenica può essere prescritta dal medico curante per coadiuvare la terapia nei bambini affetti da epilessia.

Trattando si di bambini va da sé che qualsiasi decisione in merito vada discussa preventivamente con il pediatra e con lo specialista di riferimento.

Inoltre, si rendono opportune alcune indicazioni.

Innanzitutto, tutte le persone che sono a contatto con il bambino devono essere informate circa le caratteristiche della dieta: è sufficiente, infatti, che il bambino mangi un alimento non previsto perché esca dallo stato di chetosi. Anche mangiare una caramella potrebbe voler dire interferir con la dieta. In questi casi, potrebbe rendersi necessario digiunare, in genere saltando un pasto.

Portare un bambino a seguire una dieta così particolare e restrittiva, inoltre, può risultare particolarmente difficile, sia per la tendenza dei bambini alla ricerca di zuccheri, sia per il disagio emotivo che doversi attenere a un regime alimentare molto rigoroso può comportare, soprattutto poi nei ragazzi.

Anche la famiglia può essere quindi coinvolta in questo disagio psicologico.

Aiuta in questi casi spiegare approfonditamente la dieta al piccolo paziente ed entrare in contatto con associazioni di pazienti e familiari che possono essere di supporto psicologico e dare suggerimenti riguardo il processo di accettazione della dieta.

Anche nei bambini, un effetto collaterale frequente è la stipsi. Per questo è consigliabile aumentare l'assunzione di liquidi e, in caso sia necessario, prevedere l'uso di integratori di fibra facendo particolare attenzione che non contengano zuccheri.

I tutti i casi in cui un malessere o una malattia sopravvengano e si rendano necessari trattamenti che possono interferire con la dieta chetogenica, la prima cosa da fare è interpellare il medico curante. Un esempio è quello della gastroenterite: in questa circostanza i livelli di chetosi potrebbero alzarsi a livelli preoccupanti e potrebbe rendersi necessaria l'assunzione di alimenti (ad esempio il succo d'arancia) per abbassarne il grado. Il digiuno sarebbe però funzionale al mantenimento della chetosi.

9.2 Dieta chetogenica e sport

Molti si chiedono se la dieta chetogenica sia compatibile con la partica di uno sport perché nell'immaginario comune porterebbe a indebolimento e perdita di forza.

Ma, se il periodo di adattamento alla chetosi può, in effetti, dare questo effetto collaterale, il proseguimento della dieta potrebbe portare dei benefici anche a chi pratica una disciplina sportiva.

Molti sportivi, infatti, praticano la dieta chetogenica consapevoli degli ottimi risultati in termini di ricomposizione corporea, cioè assicura una riduzione della massa grassa consentendo però il mantenimento della massa magra, questo a patto dell'assunzione della quota proteica necessaria.

Non per tutti gli sport, però, la dieta chetogenica sembra consigliabile.

Lo è certamente nel caso di discipline quali arti marziali e ginnastica, perché consentirebbe un buon controllo del peso corporeo, mantenendo allo stesso tempo una buona capacità aerobica senza compromettere la resistenza alla fatica. Migliorerebbe anche la capacità di concentrazione e attenzione degli atleti.

Differente è la questione nel caso degli sport di resistenza.

In questo caso la dieta chetogenica non sembrerebbe particolarmente indicata perché la fonte primaria di energia durante questi sport con una forte componente aerobica, sarebbero comunque gli zuccheri (il glicogeno in particolare). Quindi corsa o ciclismo non sarebbero indicati.

E la palestra?

Non sembra ci siano particolari controindicazioni nel caso di pesistica o bodybuilding, questo grazie alla forte valenza della keto diet nella definizione muscolare.

La ricerca scientifica sull'abbinamento tra dieta chetogenica e sport è comunque ancora in una fase preliminare, non dimentichiamoci che questa dieta è nata per curare determinate patologie e lo studio della sua applicazione come dieta dimagrante o come dieta sportiva è relativamente recente. I dati fino ad ora raccolti sembrano comunque fornire indicazioni molto interessanti per l'utilizzo di questa dieta in ambito sportivo.

IL MENU TIPO

Come già detto ogni pasto deve mantenere il rapporto chetogenico stabilito dal proprio protocollo di dieta.

Diamo di seguito un'indicazione di come dovrebbe essere strutturato ogni pasto.

Colazione: una fonte proteica (carne, pesce o uova... ma in genere a colazione si prediligono le uova o il prosciutto), 40-50 g di frutta secca, un alimento a scelta tra latte, yogurt o formaggi non magri.

Spuntino di metà mattina: frutta secca o uno yogurt

98

Pranzo: 200-250 gr di una fonte proteica (carne , pesce o uova), 100-200 gr di verdure miste, 25 gr condimenti (olio extravergine d'oliva, burro o anche maionese)

Merenda: formaggio o yogurt, frutta secca

Cena: 150-200 gr di una fonte proteica, 200 gr verdure miste, 30-30 gr di grassi (olio extravergine d'oliva, burro o maionese)

10.1 Ipotesi di menu settimanale

Vediamo anche come potrebbe essere strutturato un piano alimentare settimanale.

Primo giorno

Colazione: caffè o tè, yogurt greco intero, frutta secca.

Spuntino del mattino: formaggio tipo grana, una verdura cruda a piacere

Pranzo: pesce bianco con verdura e insalata verde

Cena: carne di pollo con melanzane grigliate

Secondo giorno

Colazione: caffè o tè, prosciutto crudo, pane di segale integrale

Spuntino del mattino: mezzo avocado

Pranzo: carne di maiale, insalata verde mista.

Cena: uova, carciofi e insalata verde

Terzo giorno

Colazione: caffè o tè, fiocchi di latte, mirtilli

Spuntino del mattino: una manciata di mandorle

Pranzo: tonno, insalata verde mista, verdura cotta

Cena: carne di pollo, coste di bietola saltate

Quarto giorno

Colazione: caffè o tè, uova strapazzate

Spuntino del mattino: cioccolato fondente (min. 85%)

Pranzo: carne di vitello, fagiolini lessi

Cena: spaghetti di zucchine con gamberetti, insalata mista

Quinto giorno

Colazione: caffè o tè, prosciutto crudo, pane di segale integrale

Spuntino del mattino: noci

Pranzo: carne di maiale, verdure grigliate

Cena: insalata di tonno e olive, mezzo avocado, insalata mista

Sesto giorno

Colazione: caffè o tè, uova sode

Spuntino del mattino: cioccolato fondente

Pranzo: carne di pollo, verdure al vapore, insalata verde mista.

Cena: filetti di nasello, verdure grigliate

Settimo giorno

Colazione: caffè o tè, uova sode

Spuntino del mattino: grana, mirtilli

Pranzo: trota, verdure al vapore, insalata verde mista.

Cena: carne di tacchino, verdure grigliate

RICETTE

Non potevano mancare, in un libro che tratta di una dieta, alcune ricette.

Tanti aspetti le accomunano: sono veloci, facili da preparare, sono gustose e soprattutto chetogeniche!

11.1 Lasagne di zucchine

INGREDIENTI

400 gr zucchine medie

75 gr parmigiano o grana

300 gr ricotta

125 gr feta greca

125 gr mozzarella

PROCEDIMENTO

Lavare e tagliare a fette lunghe le zucchine. Adagiare su una teglia foderata di carta da forno con una spolverata di formaggio grattugiato e cuocere a 180° per circa 10 minuti, fino a doratura.

Durante la cottura delle zucchine, preparare una crema amalgamando insieme tutti i formaggi.

Quindi, procedere come una normale lasagna, adagiando in una teglia uno strato di zucchine gratinate e uno strato di crema al formaggio, fino a esaurimento degli ingredienti.

Aggiungere una spolverata di formaggio grattugiato all'ultimo strato di crema e infornare a 180° per circa 45 minuti.

11.2 Insalata di riso di cavolfiore

INGREDIENTI

1 cavolfiore

150 gr di funghi champignon

prezzemolo

1 spicchio d'aglio

mezza carota

1 cipolla

sedano

sale

olio extravergine di oliva

PROCEDIMENTO

Dopo averlo precedentemente lavato, grattugiare il cavolfiore con una grattugia a fori medi: dovrà assumere la consistenza dei chicchi di riso.

Pulire i funghi , lavare le verdure e pulire gli odori, quindi tagliare il tutto a tocchettini.

Stufare per circa 10 minuti in poco olio il composto di verdure così ottenuto, quindi aggiungere il cavolfiore per qualche altro minuto.

Salare e spolverare con il prezzemolo.

Questo piatto può essere servito o caldo o freddo, a piacimento.

11.3 Salmone al forno con asparagi

INGREDIENTI

300 g di filetti di salmone fresco

150 g di asparagi freschi

1 cucchiaio di olio extravergine di oliva

1 pizzico di sale

1 cucchiaino di pepe in grani

PROCEDIMENTO

Per prima cosa lavare bene gli asparagi e privarli della parte più dura del gambo. Oliare una teglia da forno, disporre i tranci di salmone con sopra gli asparagi. Salare e pepare. Infornare a 200°C per circa 20 minuti.

11.4 Orata agli agrumi

INGREDIENTI

2 orate medie

1 limone

Prezzemolo

1 pizzico di sale

1 cucchiaio di olio extravergine di oliva

PROCEDIMENTO

Lavare le orate precedentemente eviscerate, oliare una teglia da forno e adagiarci sopra le orate. Inserire all'interno del taglio dei pesci delle fettine di limone tagliate sottili, insieme a qualche ciuffetto di prezzemolo.

Infornare le orate a 200°C per circa 20 minuti.

Preparare il condimento a parte, emulsionando del succo di limone, sale, pepe, prezzemolo tritato finemente.
Al termine della cottura, cospargere con la salsa ottenuta il pesce pulito.

11.5 Insalata di pollo

INGREDIENTI

150 grammi di pollo

1 uovo sodo

insalata verde

2 cucchiai di maionese

1 cucchiaio di senape

sedano

cipolla

prezzemolo

aglio

sale e pepe

PROCEDIMENTO

Cuocere il pollo alla piastra o al forno e tagliarlo in pezzi. Condire con l'uovo sodo sminuzzato, un trito di sedano, cipolla, aglio, prezzemolo , senape e maionese.

Aggiungere sale secondo i gusti e pepare.

Servire accompagnato da un'insalata verde.

11.6 Ketosù (il keto tiramisù)

INGREDIENTI

8 cucchiai di dolcificante tipo Stevia

250 gr di farina di mandorle

1 cucchiaio di cacao amaro

2 cucchiai di farina di cocco

120 gr di burro

240 gr di formaggio spalmabile

125 gr panna per dolci

300 gr di mascarpone

vanillina

1 tazza di caffè dolcificato

PROCEDIMENTO

In una ciotola impastare la farina di mandorle, la farina di cocco, burro fuso, vanillina e cinque cucchiai di dolcificante. Infornare, disponendo il composto in una teglia ricoperta da carta da forno precedentemente oliata, e cuocere a 180° fino a doratura. Far raffreddare e tagliare in piccoli rettangoli.

Montare la panna con il restante dolcificante.

In una ciotola amalgamare il formaggio spalmabile con il mascarpone e, una volta ottenuto un composto omogeneo, aggiungere la panna montata.

Procedere quindi come per un normale tiramisù alternando i rettangoli di biscotto bagnati nel caffè con la crema di panna e mascarpone. Dopo l'ultimo strato spolverizzare col cacao amaro.

Conservare in frigo per due/tre ore prima di servire.

11.7 Mousse di cioccolato

INGREDIENTI

250 gr formaggio spalmabile

50 gr cacao

1/2 avocado

40 gr panna da montare

50 gr cioccolato (min. 85%)

3 cucchiai di dolcificante

PROCEDIMENTO

Frullare insieme avocado, formaggio spalmabile, dolcificante, vanillina e cacao.

Una volta ottenuto un impasto cremoso, aggiungere la panna precedentemente montata e mescolare delicatamente.

Servire preferibilmente freddo, in coppette e con una spolverata di cioccolato fondente.

11.8 Ketopanini

INGREDIENTI

230 gr. di mozzarella

150 gr. di formaggio tipo grana

2 uova

PROCEDIMENTO

Grattugiare il formaggio e versarlo in una ciotola, unire la mozzarella tagliata a dadini e le uova. Aggiustare di sale.

Dividere il composto in in 8 porzioni e disporle in una teglia ricoperta da carta da forno.

Infornare e cuocere per 15-20 minuti a 180°.

11.9 Ketocrackers

INGREDIENTI

125 gr farina di mandorle

60 gr formaggio spalmabile

250 gr parmigiano

1 uovo

Sale

Rosmarino

PROCEDIMENTO

Mescolare tutti gli ingredienti fino a ottenere un impasto omogeneo.

Inserire l'impasto in mezzo a due fogli di carta da forno e, col matterello, stendere fino a ottenere una sfoglia di circa 1 cm. Tagliare la sfoglia a quadretti e infornare. Cuocere a 220° per alcuni minuti, fino a doratura.

CONCLUSIONI

Siamo arrivati alla fine di questa breve trattazione della dieta chetogenica. Non possiamo che ringraziarti per essere stato con noi tutto questo tempo e speriamo di aver soddisfatto almeno in parte molte tue curiosità.

In questo libro abbiamo voluto trattare il più ampiamente possibile ogni aspetto e ogni implicazione di questa dieta, ma come già sottolineato nella premessa non avevamo nessun intento accademico. Se te la senti e vuoi approfondire ulteriormente l'argomento, anche da un punto di vista più scientifico, esistono in commercio vari libri che sapranno certamente soddisfare la tua esigenza.

Quel che ci preme mettere in chiaro è che non tutto quello che viene pubblicato è da prendere per oro colato.

Anche questo libro.

Grazie alla capacità di questo regime alimentare di perdere velocemente peso, fioccano, infatti, soprattutto in rete, esempi di diete e consigli che possono essere pesantemente dannosi per la salute oppure che poco hanno a che vedere con la dieta chetogenica. C'è molta confusione al riguardo.

Quindi saremo riusciti perfettamente nel nostro intento se avremo acceso in te delle curiosità e un desiderio di approfondimento e se avrai compreso che con questa dieta, come con tutte le altre, non si scherza.

La dieta chetogenica è una dieta attualmente considerata valida in molte circostanze, e abbiamo visto quali.

Rimane da sottolineare, però, che gli studi al proposito sono stati ripresi solo in un tempo moto recente e che, quindi, ancora non si conoscono le implicazioni a lungo termine della dieta chetogenica.

In attesa di avere sempre nuovi studi e riscontri dal mondo scientifico, per chi vuole intraprendere questa dieta la via migliore, più sicura e anche più veloce passa senz'altro attraverso il medico di fiducia!

Che dire ancora… Buon appetito!